AF373753

PROJET
SUR L'ORGANISATION

DES

CHIRURGIENS DES ARMÉES

ET DES

HÔPITAUX MILITAIRES;

*Concernant les moyens d'avoir des chirurgiens ins-
truits sans qu'il en coûte au gouvernement, les
grades, le rang attaché à chacun et la répartition
des chirurgiens, la subordination, les différens
postes pendant les batailles, l'avancement, la
solde, le traitement de non activité, la retraite et
l'uniforme.*

SECTION PREMIÈRE.

*Des moyens d'avoir des chirurgiens ins-
truits sans qu'il en coûte au gouvernement.*

Aucun élève ne devrait être commissionné
chirurgien sous-aide, s'il n'est porteur d'un
certificat signé de cinq professeurs d'une
des facultés de l'Empire, constatant qu'il a

subi les deux premiers examens ; le certificat remis au conseil de santé, les jours d'audience, serait inscrit à côté du nom du candidat et présenté à S. Ex. le Ministre par le conseil de santé, à l'appui de la liste des pétitionnaires.

Aucun chirurgien sous-aide ne devrait être nommé aide major, s'il n'a au moins deux années de service à l'armée ou quatre dans les hôpitaux de l'intérieur.

Aucun aide major ne devrait être nommé chirurgien major, s'il n'a six années révolues de service actif.

Tout chirurgien major devrait être tenu, aussitôt que les circonstances le lui permettraient, de se faire recevoir docteur.

SECTION II.

Des grades, du rang attachés à chacun et de la répartition des chirurgiens.

Il devrait y avoir par armée un chirurgien inspecteur-général ayant rang de général et attaché au grand quartier-général.

Par corps d'armée, un chirurgien inspecteur ayant rang de colonel et attaché à l'état-major du corps d'armée.

(3)

(1) Par division de cavalerie ou d'infanterie, un chirurgien divisionnaire ayant rang de commandant, deux aides majors et six sous-aides (2).

Par régiment de cavalerie ou d'infanterie, un chirurgien major ; par bataillon ou escadron, un aide major.

(3) Par ambulances attachées au grand quartier-général, un chirurgien major, un aide major et quatre sous-aides.

Le chirurgien major, rang de capitaine,

---

(1) Si les grades étaient plus multipliés, il y aurait plus d'émulation dans le corps des chirurgiens militaires ; c'est pour cela qu'il serait essentiel d'ajouter le grade de divisionnaire pour les anciens chirurgiens majors.

(2) Il est évidemment inutile d'attacher aux ambulances divisionnaires d'autres officiers de santé que des chirurgiens, qui seuls y sont vraiment nécessaires; c'est au grand quartier-général que les médecins et les pharmaciens sont indispensables, pour être de là répartis par leur inspecteur-général dans les différens hôpitaux qu'on aurait jugé à propos d'établir.

(3) Les ambulances attachées au grand quartier-général, aussitôt l'arrivée des chirurgiens, seraient, comme de coutume, organisées par le chirurgien inspecteur-général et toutes à sa disposition.

l'aide major de premier lieutenant, et le sous-aide de sous-lieutenant.

SECTION III.

De la subordination.

Les sous-aides, subordonnés aux aides majors, les aides majors aux chirurgiens majors, ceux des régimens au commandant du corps, ceux des quartiers-genéraux, hôpitaux militaires, aux chirurgiens divisionnaires, ceux-ci aux chirurgiens inspecteurs, qui le sont eux-mêmes aux inspecteurs-généraux et aux officiers-généraux.

Indépendamment de la subordination des chirurgiens des régimens et de ceux des quartiers-généraux, ces derniers, jusqu'au grade de chirurgien inspecteur exclusivement, devraient être subordonnés à l'ordonnateur du corps d'armée ; c'est à lui et au chirurgien inspecteur que chaque jour le divisionnaire devrait adresser un rapport de ce qui s'est passé la veille dans son ambulance, des punitions qu'il a infligées en son nom, ou d'après l'invitation du commissaire des guerres, laquelle invitation, toujours faite par écrit, spécifierait le motif de la punition demandée et sa durée qui ne pourrait jamais excéder trois jours d'arrêts simples (1).

Dans les cas graves , le chirurgien division-naire, ou le chirurgien major, commencerait par ordonner les arrêts , en rendrait compte sur-le-champ à ses chefs respectifs , le chirurgien major au commandant du régiment, le divisionnaire à l'ordonnateur et au chirurgien inspecteur , attachés au corps d'armée , qui eux-mêmes en feraient un rapport, le premier à S. Ex. le Ministre, le second au chirurgien inspecteur-général de l'armée.

D'ailleurs , la punition serait prolongée ou augmentée , c'est-à-dire que les arrêts forcés seraient ordonnés , et cela , d'après la décision de l'ordonnateur et du chirurgien inspecteur. Cette décision serait insérée dans leur rapport.

---

(1) Ce qui a lieu par rapport au chirurgien divisionnaire aurait lieu également pour le chirurgien major , chargé d'une ambulance ou d'un hôpital ; il suivrait envers son ordonnateur et son chirurgien inspecteur la même marche que le chirurgien divisionnaire.

SECTION IV.

*Des différens postes pendant les batailles,
et lorsque la générale bat.*

Aux premiers coups de baguettes, chàque chirurgien devrait se rendre à son état-major.

Aux premiers coups de feu, les chirurgiens majors et leurs aides ayant choisi l'endroit convenable, devraient établir l'ambulance régimentaire derrière et au centre du régiment.

De même les chirurgiens divisionnaires, au moment d'une affaire, devraient reconnaître l'emplacement et établir l'ambulance divisionnaire derrière et au centre de la division, mais en arrière des ambulances régimentaires.

L'établissement des ambulances divisionnaires d'un corps d'armée devrait être sous la surveillance directe et la responsabilité du chirurgien inspecteur, qui serait tenu de les visiter toutes plusieurs fois, et de s'assurer que le service s'y fait avec zèle et activité.

Aucun chirurgien major ne devrait, en temps de guerre, quitter son ambulance régimentaire ou son régiment sous aucun prétexte ; pour cause de maladie seulement, l'aide major le plus ancien le remplacerait jusqu'à ce qu'il lui fût possible de rejoindre.

Aucun chirurgien des corps ne devrait être détaché pour accompagner un officier blessé ; il n'y a que dans les cas d'évacuation considérable, que le moins ancien des aides majors pourrait accompagner les blessés du régiment; il serait tenu de rejoindre dans le plus bref délai.

SECTION V.

De la solde.

A la fin de chaque mois , le chirurgien inspecteur-général d'une armée ferait dresser , dans ses bureaux , l'état des chirurgiens attachés au grand quartier-général ; tous les présens, ayant à leur tête le plus ancien chirurgien major, passeraient la revue de l'inspecteur aux revues attaché au grand quartier-général , à qui l'état des présens et de ceux qui se trouveraient détachés, signé du chirurgien inspecteur - général, serait remis pour être vérifié, visé, et les feuilles de revues particulières établies.

Un chirurgien major quartier - maître ,

nommé par le chirurgien inspecteur-général, serait chargé de recevoir les feuilles de revues et de les remettre ou adresser aux chirurgiens présens et détachés.

Il tiendrait un registre qui serait signé par tous les présens, et sur lequel il inscrirait le reçu de ceux qui se trouveraient détachés (ce reçu pourrait être donné par le chirurgien major d'un hôpital, pour lui et ses subordonnés).

A la fin de chaque mois également, les chirurgiens inspecteurs feraient dresser dans leur bureau un état des chirurgiens attachés au corps d'armée. Tous les présens, ayant à leur tête le plus ancien divisionnaire, passeraient la revue de l'inspecteur aux revues du corps d'armée, à qui l'état des présens et de ceux qui seraient détachés, signé du chirurgien inspecteur, serait remis pour être vérifié, visé, et les feuilles de revues particulières établies.

Un chirurgien aide-major officier payeur, pris parmi les chirurgiens attachés au corps d'armée, et désigné par le chirurgien inspecteur, serait chargé de recevoir les feuilles de revues, et de les remettre en observant les mêmes formalités que le quartier-maître.

(9)

(1) La solde des chirurgiens militaires devrait être une et invariable, il serait convenable de donner en tout temps.

SAVOIR :

Aux chirurgiens inspecteurs. . . . 5,000 fr.
Pour frais de bureau. 1,000
Aux chirurgiens divisionnaires. . . 3,600
——— Majors 2,400
——— Aides-majors. 1,700
——— Sous-aides. 1,000

Quant à la solde des inspecteurs-généraux, elle devrait être selon leur grade et leur rang de généraux.

Les rations de vivres et fourrages en raison du grade des chirurgiens, ainsi que toutes espèces d'indemnités auxquelles ils pourraient avoir droit.

———————————————

(1) D'après les réglemens actuels, la solde des chirurgiens est trop forte en temps de guerre et trop faible sur le pied de paix ; en les payant d'après l'état ci-dessus, le gouvernement y gagnerait, et les chirurgiens s'en trouveraient mieux.

SECTION VI.

Du traitement de non activité.

Les cadres une fois remplis , tout chirurgien militaire à la suite , ayant dix ans de service actif constaté. par des commissions ministérielles, devrait avoir droit à la demi-solde de son grade.

Tout chirurgien major , qui a deux ans de grade , sans avoir dix ans de service , devrait avoir droit au tiers de sa solde.

Tout chirurgien major, qui n'aurait ni deux ans de grade , ni dix ans de service , devrait recevoir le quart de ses appointemens jusqu'à l'époque où il serait réemployé.

Aucun chirurgien , touchant un traitement de non activité , ne pourrait se refuser à reprendre du service, dans son grade , sans perdre son traitement.

Tout chirurgien aide-major ou sous-aide , qui , à la fin de la guerre, se trouverait dans le cas d'être licencié, ou par son peu d'ancienneté , ou parce que le nombre des chirurgiens serait trop considérable, devrait recevoir un mois de gratification , et en outre autant de mois d'appointemens qu'il a d'années de service.

Tout chirurgien requis ou commissionné sous-aide provisoirement , c'est-à-dire sans avoir présenté de certificat , devrait être licencié de fait après la guerre, et n'avoir droit à aucune gratification.

SECTION VII.

De la retraite.

Tout chirurgien militaire ayant trente ans de service, devrait avoir droit à la retraite, qui consisterait dans la moitié des appointemens du grade qu'il possédait , quand la retraite lui a été accordée.

Tout chirurgien, ayant perdu un membre à l'armée , devrait recevoir sa retraite comme s'il avait trente ans de service.

Dans tous les autres cas, la retraite devrait être accordée d'après les services , le grade , et être fixée par S. Exc. le Ministre , sur le rapport du conseil de santé.

La veuve d'un chirurgien tué sur le champ de bataille , ou mort à la suite de ses blessures , devrait avoir une pension équivalente au quart des appointemns de son époux, quelle que soit l'ancienneté de son dernier grade.

SECTION VIII.

De l'avancement.

L'avancement ne devrait avoir lieu que par ancienneté.

Il conviendrait d'avoir pour le corps des chirurgiens militaires un almanach à l'instar de celui de l'artillerie.

Tout chirurgien breveté, depuis le grade d'aide-major inclusivement, serait inscrit sur le tableau des chirurgiens militaires.

SECTION IX.

Des hôpitaux militaires de l'intérieur.

Les places de chirurgien en chef des hôpitaux militaires de l'intérieur devraient toujours être remplies par des chirurgiens divisionnaires, celle des hôpitaux de première classe particulièrement.

Ces chirurgiens divisionnaires devraient, comme à l'armée, rendre compte de la situation de l'hôpital à l'ordonnateur ou à celui qui en remplirait les fonctions, ainsi qu'au

chirurgien-inspecteur avec lequel il leur aurait été ordonné de correspondre.

Les places d'aides majors et de sous-aides
desdits hôpitaux devraient être données aux
chirurgiens de ces grades par rang d'ancienneté.

SECTION X.

De l'uniforme.

Uniforme des chirurgiens des régimens.

Les chirurgiens des régimens devraient
porter l'habit du corps auquel ils appar-
tiennent, avec un collet de drap cramoisi ,
brodé en or ou en argent, selon le modèle
dont il sera parlé plus bas, le schakos, s'il est
uniforme , le chapeau dans les autres régimens.

*Uniforme des chirurgiens attachés aux
quartiers - généraux et aux hôpitaux
militaires.*

Depuis l'inspecteur-général jusqu'au sous-
aide inclusivemennt, le bleu foncé ; la cou-
leur nationale devrait être celle de l'habit ,
qui pour tous devrait avoir la doublure , le

collet , les paremens et les revers en drap cramoisi.

Chirurgien inspecteur-général.

L'habit uniforme brodé selon le modèle des généraux. Dessous blanc pour la grande tenue, en drap bleu pareil à l'habit pour la tenue de campagne. Bottes à l'écuyère, éperons d'argent. Chapeau, gland et dragonne d'officier général.

Chirurgien inspecteur.

L'habit uniforme brodé, comme le précédent, au collet , paremens et à la base de la taille seulement. Le dessous pareil en tout. Chapeau, glands et dragonne d'officier supérieur.

Chirurgien divisionnaire.

L'habit uniforme brodé comme le précédent, mais au collet seulement ; dessous bleu. Bottes à la Souvarow. Eperons d'argent. Pantalon gris à bande de drap cramoisi, pour tenue de campagne.

Schakos et dragonne d'officier supérieur, N couronnées aux basques.

Chirurgien major , aide major et sous-aide.

L'habit comme ci-dessus.

Chirurgien major : au collet deux boutonnières brodées en or avec liseré faisant le tour.

Chirurgien aide major : le collet brodé également, mais sans liseré.

Chirurgien sous-aide : une boutonnière seulement.

Pour tous le dessous, selon l'uniforme du divisionnaire.

Schakos et dragonne de leur grade.

P.....

De l'Imprimerie de P. N. Rougeron, rue de l'Hirondelle, n.° 22.